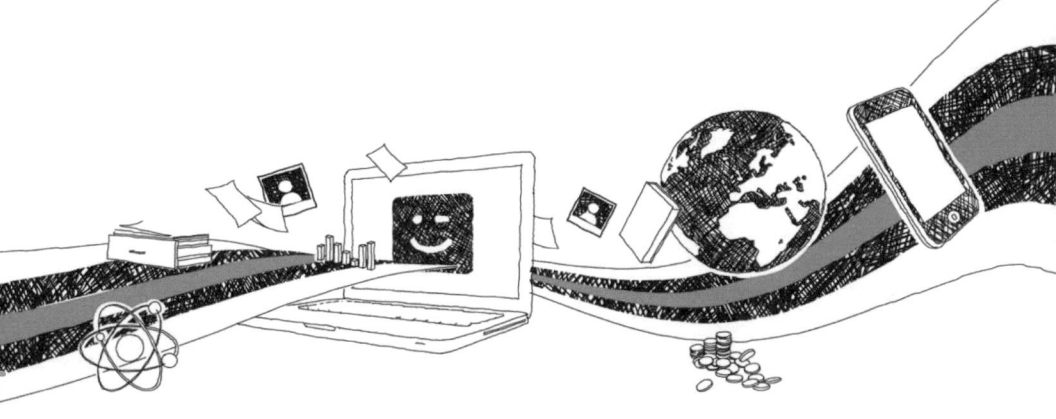
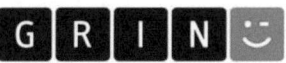

Auswirkungen von sportlichen Aktivitäten auf Depressionen

Bibliografische Information der Deutschen Nationalbibliothek:

Die Deutsche Nationalbibliothek verzeichnet diese Publikation in der Deutschen Nationalbibliografie; detaillierte bibliografische Daten sind im Internet über http://dnb.d-nb.de abrufbar.

ISBN: 9783346951007
Dieses Buch ist auch als E-Book erhältlich.

Druck und Bindung: Books on Demand GmbH, Norderstedt Germany
Gedruckt auf säurefreiem Papier aus verantwortungsvollen Quellen

Das vorliegende Werk wurde sorgfältig erarbeitet. Dennoch übernehmen Autoren und Verlag für die Richtigkeit von Angaben, Hinweisen, Links und Ratschlägen sowie eventuelle Druckfehler keine Haftung.

Das Buch bei GRIN: https://www.grin.com/document/1401888

Auswirkungen von sportlichen Aktivitäten auf Depressionen

Studienarbeit

Fachbereich: B. Sc.

Studiengang: Physiotherapie

Modul: Wissenschaftliches Arbeiten

Abgabetermin: **30.05.2023**

Inhaltsverzeichnis

1 Einleitung

In der vorliegenden wissenschaftlichen Arbeit wird betrachtet, wie sich sportliche Aktivitäten auf psychische Erkrankungen auswirken. Hierbei liegt der besondere Fokus auf Depressionen.

1.1 Herleitung des Themas

Depressionen gehören zu den häufigsten Erkrankungen weltweit. Gemäß WHO sind gegenwärtig (Stand März 2020) über 264 Millionen Menschen erkrankt (vgl. Iakushevich, & Ilg & Schnedermann 2021: S.399). Im Durchschnitt ist jeder 5. Mensch[1] in seinem Leben einmal davon betroffen (vgl. Matura & Oertel 2017: S.20). Aufgrund dieser alarmierenden Zahlen ist es von Bedeutung die Ursachen von dieser psychischen Erkrankung zu betrachten. Durch Zeitmangel, die Digitalisierung und vielen weiteren Gründen hat der Bewegungsmangel zugenommen (vgl. Pawlik 2021: S. 10). Physische- und Psychische Verfassung sind eng miteinander verbunden und aus diesem Grund steht es mit dem vermehrten Aufkommen von Depressionen im Zusammenhang. Sportliche Aktivitäten haben nachweislich einen positiven Effekt auf die psychische und physische Gesundheit und können demnach einen hohen Stellenwert in einer erfolgreichen Therapie gegen Depressionen haben (vgl. Cody & Faude & Gerber & Kreppke (2021.): S. 1).

1.2 Fragestellung

Aus dem vorangegangenen Abschnitt ergibt sich folgende Fragestellung: Wie wirken sich sportliche Aktivitäten auf Depressionen aus?

1.3 Aufbau der Arbeit

Zu Beginn der wissenschaftlichen Arbeit wird das Krankheitsbild Depression untersucht. Dazu wird die Erkrankung zunächst in Kapitel 2.1 definiert und anschließend in Kapitel 2.2 die Anzeichen und Symptome näher beleuchtet. In Kapitel 2.3 geht es um die Ursachen und die aktuelle Behandlung der psychischen Erkrankung. Im weiteren Verlauf werden die

---

[1] Aus Gründen der besseren Lesbarkeit wird auf die gleichzeitige Verwendung aller personalisierten Sprachformen verzichtet. Sämtliche Personenbezeichnungen gelten gleichwohl für jedes Geschlecht.

sportlichen Aktivitäten thematisiert. In Kapitel 3.1 werden sportliche Aktivitäten definiert und im darauffolgenden Kapitel 3.2 ihre Wichtigkeit behandelt. Das relevanteste Thema dieser wissenschaftlichen Arbeit ist die Auswirkung von sportlichen Aktivitäten auf Depressionen und befindet sich in Kapitel 3.3. Abschließend fasst das Fazit alle bedeutsamen Inhalte zusammen und formuliert einen Ausblick und Handlungsempfehlungen.

2 Depressionen

Unter einer Depression versteht man eine psychische Erkrankung, die Betroffene in ihrer Lebensqualität einschränkt (vgl. Ramirez Basco, M. (2017): S. 8). Im weiteren Verlauf der wissenschaftlichen Arbeit wird das komplexe Krankheitsbild mit all seinen Facetten definiert und dargelegt.

2.1 Definition

Die Depression ist eine affektive Störung, die dazu führen kann, dass ein normaler Alltag nicht mehr bewältigt werden kann (vgl. Ramirez Basco, M. (2017): S. 8). Frauen erkranken fast doppelt so häufig wie Männer (vgl. Karger, A. (2014): S. Auszug).

Die Krankheit kann in drei verschiedene Formen eingeteilt werden: die endogene Depression, die psychogene Depression, welche ebenfalls in reaktive und neurotische Depressionen sowie depressive Entwicklungen gegliedert werden kann und die somatogene Depression (vgl. Wolfersdorf, M. (2011): S.49).

Die endogene Depression teilt sich in die unipolare und die bipolare Form. In der unipolaren Depression befindet sich der Betroffene durchgängig in einer depressiven Phase. Treten jedoch die depressiven Phasen im Wechsel mit Phasen der Manie auf, so spricht man von einer bipolaren Depression. (vgl. Wolfersdorf, M. (2011): S.50/51).

Bei der psychogenen Depression gibt es einen Auslöser, welcher die depressive Symptomatik hervorruft. Die reaktive Depression ist die häufigste Form und entsteht als Reaktion auf den Tod eines Angehörigen, auf einen Schwangerschaftsabbruch, auf einen selbstverschuldeten Unfall, auf die Diagnose einer schweren Krankheit oder einer Trennung. Die Auslöser müssen dabei jedoch nicht nur personenbezogen sein, denn die reaktive Depression kann auch mit drastischen Veränderungen im eigenen Leben zusammenhängen. Die depressiven Entwicklungen werden auch Erschöpfungsdepressionen genannt. Sie entstehen durch eine chronische emotionale Dauerbelastung wie einer dauerhaften Beziehungskrise oder das Pflegen eines Familienmitgliedes (vgl. Wolfersdorf, M. (2011): S.51/52). Die neurotische Depression resultiert auf eine Störung der psychischen Erlebnisverarbeitung. Sie entsteht durch traumatische Ereignisse in der Kindheit z. B. die Scheidung der Eltern, Verlust oder

Mobbing. Durch die Erlebnisse sinkt das Selbstwertgefühl der Kinder und sie fühlen sich ungeliebt und vernachlässigt.

Psychische Symptome, welche mit verschiedenen körperlichen Erkrankungen verbunden sind, wird als die somatogene Depressionsform bezeichnet. Zu den Krankheiten zählen: neurologische Erkrankungen, endokrine Krankheiten und Infektionskrankheiten. Eine organische Depression ist, wenn das Gehirn oder das Nervensystem von einer solchen Krankheit betroffen ist. Wenn die Krankheit auf einen einen anderen Teil des Körpers zurückzuführen ist, dann nennt man dies symptomatische Depression. Verschiedene Medikamente und Alkohol können ebenfalls eine Depression auslösen (vgl. Wolfersdorf, M. (2011): S.53/54).

2.2 Symptome

Charakteristische Anzeichen für Depressionen sind Müdigkeit, Motivationslosigkeit, Verstimmtheit und Ängstlichkeit (vgl. Hautzinger, M & Linden, M. (2008): S.353). Die Symptome können sich dennoch je nach Person oder Art der Depression unterscheiden.

Während einer depressiven Phase fühlt die betroffene Person dauerhaft Niedergeschlagenheit und Gleichgültigkeit, die auch durch Familie und Freunde nicht abgewandelt werden kann (vgl. Wolfersdorf, M. (2011): S.50/51). Weitere affektive und kognitive Symptome können sein: Hilflosigkeit, Suizidgedanken, Schuldgefühle, Monotonie in der Sprache und Weinkrämpfe. Häufig gehen diese Anzeichen auch mit vegetativen Symptomen einher: unzureichende Belastbarkeit, Appetitlosigkeit, Gewichtsverlust, Schlafstörungen, Tagesschwankungen und Libido Störungen (vgl. Wolfersdorf, M. (2011): S.17). Die Steigerung der Symptome kann dazu führen, dass Erkrankte sich in einem depressiven Wahn befinden und dadurch die Kontrolle über ihr Denken verlieren.

Zusätzlich können Phasen der Manie auftreten. In einer manischen Phase empfindet die erkrankte Person plötzlich eine Hochstimmung, Selbstüberschätzung oder sogar Größenwahn. Durch die fehlende Realitätskontrolle in dieser Phase, können Konflikte mit sozialen Kontakten entstehen. Oft werden Depressionen durch körperliche Schmerzen, Leibgefühlsstörungen oder anderen Erkrankungen begleitet (vgl. Wolfersdorf, M. (2011): S.50/51).

2.3 Behandlung

Durch die verschiedenen Arten, die individuellen Symptome und oft zusätzlich auftreten Begleiterkrankungen, werden nur etwa die Hälfte aller Depressionen von einem Arzt erkannt und angebracht behandelt. Ebenfalls sucht sich nur die Hälfte aller behandlungsbedürftigen Patienten psychiatrische Hilfe (vgl. Wolfersdorf, M. (2011): S.62). „In der Depressionsbehandlung sind in den letzten 30 bis 40 Jahren deutliche Fortschritte gemacht worden, und zwar durch die Entdeckung und Weiterentwicklung der Antidepressiva, durch speziell für depressiv Kranke geeignete psychotherapeutische Verfahren, durch weitere biologische Behandlungsverfahren wie Lichttherapie, Schlafentzug und durch begleitende Maßnahmen wie Sport und Gymnastik, Bewegungstherapie, Ergotherapie und Musiktherapie" (Wolfersdorf, M. (2011): S.63). Betroffene können dabei ambulant beim Hausarzt oder stationär in einer Klinik behandelt werden (vgl. Wolfersdorf, M. (2011): S.72). In den letzten Jahren ist die Therapie komplexer geworden, da sie auf die Person individuell eingeht und sich ihrem sozialen Umfeld widmet. Dadurch ist sie aber auch erfolgreicher und die Depression heute gut behandelbar. Die meisten Menschen können erfolgreich geheilt werden und auch bei besonders schweren Depressionen ein normales Leben geführt werden (vgl. Wolfersdorf, M. (2011): S.63/64).

3 sportliche Aktivitäten

Die Zahl der Menschen, die regelmäßig sportliche Aktivitäten durchführen ist in den letzten Jahren gestiegen. Im Jahr 2020 haben ca. 12,84 Millionen Menschen mehrmals in der Woche sportliche Aktivitäten durchgeführt. Ein Jahr später waren es ca. 14,27 Millionen Menschen. Darunter ist Fitness der beliebteste Sport, gefolgt vom Wandern und Schwimmen. Als positive Gründe für Sport im Alltag werden vor allem der Ausgleich zum stressigen Beruf und das Formen des Körpers genannt (vgl. Statista Research Department (2023)). Im weiteren Verlauf der wissenschaftlichen Arbeit wird die Wichtigkeit von Sport und ihre Auswirkungen auf Depressionen näher beleuchtet.

3.1 Definition

Sportliche Aktivitäten sind physische Tätigkeiten eines Menschen, die mit einer höheren Intensität durchgeführt werden und mit einem Anstieg des Energieverbrauchs einhergehen. Je intensiver das Training desto höher ist der Energieverbrauch. Darunter zählen Sport und Freizeitaktivitäten wie Joggen, Schwimmen, Radfahren, Tennis oder Spaziergänge (vgl. Matura, S & Oertel V. (2017): S.4).

Die körperliche Aktivität kann in motorische Fähigkeiten und in motorische Fertigkeiten unterteilt werden. Motorische Fähigkeiten werden zusätzlich in konditionelle – und koordinative Fähigkeiten unterteilt. Konditionelle Fähigkeiten beinhalten beispielsweise Kraft und Schnelligkeit, während zu koordinativen Fähigkeiten Gleichgewicht und Präzision zählt. Die motorischen Fertigkeiten werden in Sport, Arbeit und Freizeit und Allgemeines eingeteilt. Zu den sportlichen Fertigkeiten zählt man Weitsprung, Sprint oder Schwimmen. Schrauben und hämmern gehört zu der Kategorie Arbeit und Freizeit, während stehen, gehen oder laufen zu den allgemeinen Fertigkeiten gehört.

Zu dem Prinzip der progressiven allmählichen Belastungssteigerung zählen Intensität, Dauer, Umfang, Dichte und Häufigkeit. Wenn die sportliche Aktivität gesteigert werden soll, dann darf höchstens ein Parameter in der Woche verändert werden (vgl. Matura, S & Oertel V. (2017): S.5/6).

3.2 Wichtigkeit von sportlichen Aktivitäten

Körperliche Aktivitäten können für Menschen eine positive Wirkung auf Gesundheit und Verfassung haben. Die WHO empfiehlt eine mäßig anstrengende Tätigkeit von 2,5 Stunden pro Woche für einen gesunden Lebensstil (vgl. Krug, S. (2013): Studie).

Regelmäßiger Sport hat außerdem einen positiven Effekt auf die allgemeine aerobe dynamische Ausdauer, auf die Kraftausdauer, auf koordinative Fähigkeiten, die Psyche und Flexibilität.

Ein Training der allgemeinen aeroben dynamischen Ausdauer bringt viele positive Effekte mit sich. Durch die Aktivierung von großen Muskelgruppen kommt es zu einer Ökonomisierung der Herz-Kreislauftätigkeiten, zur Normalisierung des Blutdruckes und zur Kräftigung des Herzmuskels. Dies führt zu einer Verbesserung der Energiebereitstellungsvorgängen und dazu das die Sportler widerstandsfähiger werden. Zu dem Training gehören Fahrradfahren, Joggen oder Schwimmen und es wird idealerweise 3–5-mal die Woche 20-150min durchgeführt (vgl. Matura, S & Oertel V. (2017): S.6/7).

Eine Funktion von Muskelgewebe ist die Stabilisation des Körpers. Diese Stabilität wird besonders in bestimmten Haltungen wie dem Sitzen, Stehen oder Gehen benötigt. Die Muskulatur muss aus diesem Grund über einen längeren Zeitraum Kraft produzieren, um den Körper in seiner Position zu halten. Kraftausdauer findet sich zusätzlich beim Treppen steigen oder auch beim Tragen einer großen Einkaufstasche und sollte deshalb jeden zweiten Tag trainiert werden (vgl. Matura, S & Oertel V. (2017): S.7).

Zu den koordinativen Fähigkeiten gehört die Gleichgewichtsfähigkeit, Reaktivfähigkeit, Antizipationsfähigkeit, Umstellungsfähigkeit, Kopplungsfähigkeit, Orientierungsfähigkeit, Rhythmusfähigkeit und Differenzierungsfähigkeit. Diese Fähigkeiten sind die Basis für jede weitere Training und verbessern die Qualität der eigenen Bewegungen im Alltag. Koordinationsübungen sollten alle zwei Tage trainiert werden (vgl. Matura, S & Oertel V. (2017): S.7).

Die psychische und die physische Gesundheit sind eng miteinander verbunden. Aus diesem Grund profitiert auch die Psyche in vielen Aspekten positiv von sportlichen Aktivitäten. Sport kann präventiv gegen psychische Erkrankungen wirken und dazu führen, dass es zu einer Steigerung des Wohlbefindens und der Lebensqualität kommt. Bei depressiven Erkrankungen oder Angststörungen kann Sport als Begleittherapie eingesetzt werden und die Heilung unterstützen (vgl. Matura, S & Oertel V. (2017): S.7/8).

Um im Alltag gut zurecht zu kommen, brauchen die Menschen ein Mindestmaß an Flexibilität. Aus diesem Grund sollten regelmäßig Flexibilitätsübungen in das Training miteingebaut werden (vgl. Matura, S & Oertel V. (2017): S.7).

3.3 Auswirkungen von sportlichen Aktivitäten auf Depressionen

In den letzten Jahren wurden sehr viele Studien durchgeführt, um den Zusammenhang von Sport und Depressionen zu betrachten.

Der norwegische Psychiater Martinsen hat sich mit der Wirkung des Ausdauertrainings auf Depressionen spezialisiert. In seiner Studie haben 49 erkrankte Personen teilgenommen, welche stationär aufgenommen wurden und entweder 3 mal 1 Stunde pro Woche ein Ausdauertraining durchgeführt haben oder in dieser Zeit mit Ergotherapie behandelt wurden. Das Ergebnis zeigte, dass es zu einer deutlichen Reduzierung der Depressionen bei den Patienten gekommen ist, die das Ausdauertraining durchgeführt haben. Die Teilnehmer, die eine deutliche Verbesserung in der Ergotherapie erreicht haben, haben die besten Fortschritte gemacht. Nach weiteren Betrachtungen wurde festgestellt das Krafttraining ähnliche Ergebnisse erzielt hat wie das Ausdauertraining (vgl. Braumann, K. & Stiller, N (2009): S.204).

In einer weiteren Studie von Blumenthal wurden 156 Patienten ausgewählt, die unter moderaten bis starken Depressionen leiden und dann zufällig auf drei Behandlungsmöglichkeiten aufgeteilt wurden: Ausdauertraining, eine medikamentöse Behandlung mit Antidepressivum und einer Kombination aus Ausdauertraining und Antidepressivum. Die Therapie dauerte 16 Wochen an. Insgesamt kam es zu einer deutlichen Besserung bei allen drei Behandlungsmöglichkeiten. Die reine sportliche Aktivität war genauso wirksam wie eine reine medikamentöse Behandlung mit Antidepressivum. Sport lässt den Serotoninspiegel im Gehirn ansteigen und hat somit eine ähnliche Wirkung wie das Antidepressivum und verringert gleichzeitig Stresshormone (vgl. Matura, S & Oertel V. (2017): S.21). In einer weiteren Untersuchung zeigte sich ebenfalls, dass die Patienten nach einer Sporttherapie weniger ruckfällig geworden sind als die Patienten, die mit Antidepressivum behandelt wurden (vgl. Braumann, K. & Stiller, N (2009): S.204). Durch die körperliche Bewegung haben die Patienten außerdem das Gefühl etwas geleistet zu haben, dadurch steigt ihr Selbstbewusstsein und Kontrollerleben wieder an (vgl. Matura, S & Oertel V. (2017): S.21).

Die Sporttherapie gehört heute zu einer stationären Behandlung dazu und wird häufig als Begleittherapie eingesetzt. Sie ist eine wichtige Ergänzung zu einer medikamentösen und einer psychotherapeutischen Behandlung (vgl. Matura, S & Oertel V. (2017): S.21). Dennoch können noch keine klaren Aussagen getroffen werden welche Art von Sport am effektivsten ist und wie häufig er ausgeführt werden muss, um die besten Effekte zu erzielen (vgl. Weigelt, M. (2012): S.1)

Es ist jedoch wissenschaftlich bestätigt, dass sportliche Aktivitäten präventiv gegen Depressionen wirken und bei bereits erkrankten Menschen die depressiven Symptome schneller zurückgehen lassen und verbessern (vgl. Matura, S & Oertel V. (2017): S.21).

4 Schlussbetrachtung

In der vorliegenden wissenschaftlichen Arbeit wurde der Zusammenhang von Sport und Depressionen untersucht. Folgende Fragestellung lag der Untersuchung zugrunde: Wie wirken sich sportliche Aktivitäten auf Depressionen aus?

Mithilfe zahlreicher Forschungen und Studien konnten einige Informationen herausgearbeitet werden und im Abgleich mit verschiedenen wissenschaftlichen Quellen diskutiert werden.

4.1 Fazit

Die Depressionsbehandlung hat in den letzten Jahren einige Fortschritte gemacht. Die Ärzte und Psychotherapeuten gehen individuell auf die Patienten und ihr Umfeld ein und erreichen dadurch eine bessere und schnellere Heilung. Neben der konventionellen Behandlung mit Antidepressivum und einer Psychotherapie wird nun auch mit begleitenden Maßnahmen wie Sport, Gymnastik und Bewegungstherapie gearbeitet, denn sportliche Aktivitäten haben nachweislich nicht nur einen positiven Effekt auf die physische Gesundheit, sondern auch auf die psychische Gesundheit. Durch die körperliche Betätigung werden zudem Stresshormone abgebaut und die Patienten haben das Gefühl etwas geleistet zu haben und erlangen durch diesen physiologischen Aspekt ein Stück Kontrolle über ihren Körper zurück (Wolfersdorf, M. (2011): S.63/64).

Durch die vielen positiven Effekte gehört die Sporttherapie heute zu einer stationären Therapie dazu und hat einen hohen Stellenwert in einer erfolgreichen Therapie gegen Depressionen. Sport stellt eine wichtige Ergänzung zur medikamentösen und psychotherapeutischen Behandlung dar und ist unverzichtbar (vgl. Matura, S & Oertel V. (2017): S.21).

4.2 Ausblick

Durch verschiedene Studien und Untersuchungen wurde belegt, dass sich verschiedene Sportarten wie Kraftsport und Ausdauertraining positiv auf die Depression auswirken kann und sogar gänzlich zur Heilung beitragen kann. Im Hinblick auf die weitere Zukunft ist jedoch noch nicht ausreichend geklärt, wie oft und in welcher Dauer die sportliche Aktivität ausgeführt werden muss, um die besten Ergebnisse in der Behandlung zu erzielen und bietet aus diesem Grund weiteren Forschungsbedarf. Durch verschiedene Gründe wie Zeitmangel, die Digitalisierung und den damit verbundenen Stress und Bewegungsmangel werden die Depressionen in den nächsten Jahren weiterhin zunehmen (vgl. Pawlik 2021: S. 10). Die psychische Erkrankung muss deshalb weiterhin umfassend untersucht werden und die Behandlung ebenfalls erweitert und verbessert werden.

4.3 Handlungsempfehlungen

Die WHO empfiehlt sportliche Aktivitäten mit mäßiger Intensität von mindestens 2,5 Stunden pro Woche für einen positiven Effekt auf die Gesundheit. Dies trifft jedoch nur auf ein Fünftel der Menschen zu. Aus diesem Grund müssen Maßnahmen angeboten werden, um die Bevölkerung zu unterstützen sportliche Aktivitäten in ihren Alltag zu integrieren (vgl. Krug, S. (2013): S.1). Jedoch sollte auch selbständig darauf geachtet werden sich im Alltag so viel wie möglich zu bewegen. Dabei kann beispielsweise das Fahrrad statt des Autos zur Arbeit genommen werden oder es wird die Treppe genommen statt der Rolltreppe oder eines Fahrstuhls. Außerdem kann öfter im Stehen gearbeitet oder telefoniert werden und die Mittagspause kann mit einem kleinen Spaziergang verbunden werden. Es gibt noch viele weitere Möglichkeiten körperliche Aktivität in den Alltag miteinzubauen. Insgesamt sollte versucht werden ca. 10.000 Schritte am Tag zu gehen. Durch den Verzicht auf Bequemlichkeit kann auch an vollen Arbeitstagen einiges an Bewegungen rausgeholt werden und die Gesundheit somit unterstützt werden.

Literaturverzeichnis

Braumann, K. & Stiller, N (2009): Bewegungstherapie bei internistischen Erkrankungen. Ort: o.O Verlag: Springer

Cody, R. & Faude, O. & Gerber, M. & Kreppke, J. (2021): Sport als Therapie bei Depressionen. URL: https://www.rosenfluh.ch/media/psychiatrie-neurologie/2021/01/Sport-als-Therapie-bei-Depressionen.pdf

Hautzinger, M & Linden, M. (2008): Verhaltenstherapiemanual, 6. Auflage Ort: o.O Verlag: Springer

Holz, E. & Michael, T. (2013): Sport und Bewegung bei Depressionen Ort: o.O Verlag: o.V.

Iakushevich, M. & Ilg, Y. & Schnedermann, T. (2021): Linguistik und Medizin. Ort: Berlin/Boston Verlag: Walter de Gruyter

Karger, A. (2014): Geschlechtsspezifische Aspekte bei depressiven Erkrankungen Ort: (o.O.) Verlag: Springer Berlin Heidelberg

Krug, S. (2013): Physical activity (Results of the German Health Interview and Examination Survey for Adults (DEG21)) Ort: o.O Verlag: o.O

Krug, S. (2013): Ergebnisse der Studie zur Gesundheit Erwachsener in Deutschland (DEGS1) Ort: o.O Verlag: o.O

Matura, S & Oertel V. (2017): Bewegung und Sport gegen Burnout, Depressionen und Ängste. Ort: Frankfurt am Main Verlag: Springer

Pawlik, L. (2021): Todesursache: Bewegungsmangel. URL: https://link.springer.com/article/10.1007/s00608-020-00859-1

Ramirez Basco, M. (2015), Übersetzt von Martin Kolbe (2017): Manie und Depression-Selbsthilfe bei Bipolaren Störungen. Ort: Köln Verlag: BALANCE Buch + medien Verlag

Statista Research Department (2023): Häufigkeit des Sporttreibens in der Freizeit 2021 URL: https://de.statista.com/statistik/daten/studie/171911/umfrage/haeufigkeit-sport-treiben-in-der-freizeit/

Weigelt, M. (2012): Sport- und Bewegungstherapie bei psychischen Erkrankungen Ort: o.0 Verlag: o.V

Wolfersdorf, M. (2011): Depressionen verstehen und bewältigen, 4. Auflage Ort: Berlin Verlag: Springer

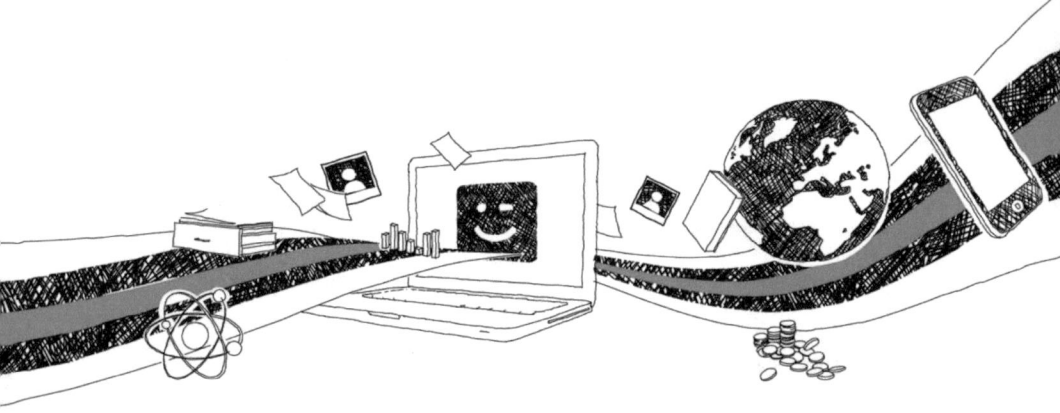
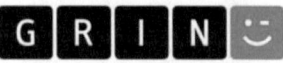